UNIVERSITÉ
DE FRANCE.

ACADÉMIE
DE PARIS.

MONOGRAPHIE DU CAMPHRE.

THÈSE

PRÉSENTÉE ET SOUTENUE A L'ÉCOLE DE PHARMACIE

le 30 Août 1855,

pour obtenir le titre de pharmacien de 1ᵉ classe,

PAR François-Émile **GRIMAUD**,

DE POITIERS (VIENNE),

Bachelier ès lettres et ès sciences,

Élève du laboratoire de M. Chevallier, professeur à l'École de pharmacie de Paris,
chevalier de la Légion d'honneur, membre de l'Académie de médecine, etc., etc.

PARIS.

IMPRIMÉ PAR E. THUNOT ET Cᵉ, IMPRIMEURS DE L'ÉCOLE DE PHARMACIE,

RUE RACINE, 26, PRÈS DE L'ODÉON.

1855

/7/

PROFESSEURS DE LA FACULTÉ DE MÉDECINE.

MM. Gavarret.
Wurtz.

ÉCOLE SUPÉRIEURE DE PHARMACIE.

ADMINISTRATEURS.

MM. Bussy, Directeur.
Guibourt, Secrétaire, Agent comptable.
Caventou, Professeur titulaire.

PROFESSEURS.

MM.		
Bussy.	}	Chimie.
Gaultier de Claubry.		
Lecanu.	}	Pharmacie.
Chevallier.		
Guibourt.	}	Histoire naturelle.
Guilbert.		
Chatin.		Botanique.
Caventou.		Toxicologie.
. . . . . .		Physique.

AGRÉGÉS.

MM. Figuier.
Robiquet.
Reveil.
Lutz.
Soubeiran.

NOTA. *L'École ne prend sous sa responsabilité aucune des opinions émises par les candidats.*

A MON PÈRE, A MA MÈRE,

Respect et amour filial.

A MON BEAU-FRÈRE ET A MA SOEUR,

Amitié inaltérable.

A M. GRIMAUD-MAURY,

Expression de mes affectueux remercîments pour sa précieuse amitié.

A TOUS MES PARENTS,

Reconnaissance.

INTRODUCTION.

Des circonstances impérieuses nous forçant de terminer au plus tôt nos études pharmaceutiques, nous sommes obligé de n'offrir au jugement de nos professeurs qu'une simple Monographie ; il nous a semblé qu'à défaut de mérite, ce petit travail pourrait avoir quelque utilité, en réunissant en quelques pages la plupart des travaux faits sur le camphre.

Puis en lisant les œuvres de nos illustres devanciers, en voyant les efforts qu'ils ont faits pour apporter tour à tour leur pierre au monument scientifique, on est, malgré soi, forcé de marcher sur leurs traces. Le feu sacré que l'on nomme Génie vous manque souvent pour les égaler ; mais encouragé par leur bon exemple, la bonne volonté ne vous fait pas défaut pour les suivre.

Le camphre a été choisi comme sujet de cette Monographie, non pas à cause des propriétés merveilleuses que dans ces derniers temps on lui a prêtées, mais parce que cette substance est devenue un médicament à la mode.

Sans vouloir rabaisser les services que ce corps peut rendre à la thérapeutique, nous dirons, avant de commencer son histoire, que nous ne pouvons croire que le camphre soit le seul remède de toutes les maladies humaines.

Bien plus, nous sommes étonné que ce corps, connu des anciens, n'ait pas été regardé avant cette époque comme une panacée universelle.

Du reste, l'expérience a fait justice de ce système.

Outre les propriétés thérapeutiques qui l'ont rendu célèbre, le camphre nous offre des propriétés physiques et chimiques intéressantes.

Nous aidant des diverses études faites sur cette substance, nous ferons son historique ; nous parlerons de son extraction et de son raffinage, de ses propriétés physiques et chimiques. Nous citerons quelques cas d'empoisonnement produits par ce corps, regardé malheureusement par beaucoup comme ne jouissant d'aucune propriété toxique.

Enfin, après avoir parlé des diverses falsifications que l'on fait subir au camphre, nous terminerons par l'histoire du camphre artificiel, après avoir donné, autant que possible, les formules de toutes les préparations dont le camphre est la base.

MONOGRAPHIE DU CAMPHRE.

CONSIDÉRATIONS GÉNÉRALES.

Historique. — D'après la plupart des auteurs anciens, les Grecs et les Romains ignoraient l'existence du camphre ; les Arabes seuls *connaissaient* cette substance qu'ils nommaient *Kaphur*. Cependant nous trouvons dans Hœffer que du temps d'Agricola ce corps était *employé*, et qu'à cette époque les uns pensaient qu'il était préparé au moyen de bitume ou de succin ; les autres soutenaient, avec raison, qu'il provenait d'un arbre particulier semblable au peuplier. L'étymologie du mot *camphre* vient du grec καμφορα, et du latin *camphora*, mots qui dérivent par corruption de l'arabe *Kafour*.

Les Arabes ont tiré le nom de *Kafour* du pays qui fournit le camphre, c'est-à-dire l'Inde, et ils l'ont emprunté au sanscrit, où il est appelé *Cafura*. Les Malais lui donnent le nom de *Barros ou Capour Barros*. Les habitants de Sumatra l'appellent *Iono*.

Ce n'est que depuis cinq à six siècles que le camphre fut introduit en Europe. Ætius est le premier auteur qui mentionne cette substance. En 1680, Commelin reçut du cap de Bonne-Espérance le premier camphrier, et il le cultiva au jardin botanique d'Amsterdam. Cet arbre fleurit chez nous aux mois de mai et juin ; au Brésil, en août ; au cap de Bonne-Espérance, de septembre à novembre.

VÉGÉTAUX QUI FOURNISSENT LE CAMPHRE.

Il y a quatre espèces de camphre; deux seulement sont livrées au commerce européen :

1° Le camphre du Japon ou de la Chine, *Camphora Officinarum*, ou *Laurus camphora*, appartient aux Laurinées.

Cette famille, qui fournit à la pharmacie un grand nombre de produits aromatiques, comprend des arbres ou des arbrisseaux d'un port élégant, ornés en tous temps de feuilles lisses et luisantes.

Ces feuilles sont communément alternes, plus rarement opposées, et souvent persistantes. Les fleurs, presque toujours unisexuelles, sont tantôt monoïques, tantôt dioïques, dipsosées en ombelles ou en panicules. Le calice est monosépale à six, plus rarement à quatre divisions, plus ou moins profondes. Les étamines sont périgyniques, leur nombre varie de six à neuf, quelquefois au delà; leurs filets présentent souvent à leur base deux petits appendices pédicellés et glanduleux, et leurs anthères, qui sont biloculaires, s'ouvrent au moyen de petits panneaux ou opercules qui s'élèvent de la base vers le sommet. L'ovaire est libre, à une seule loge contenant un ovule pendant; le style et le stigmate sont simples.

Le fruit est une sorte de drupe dont la base est environnée par le calice qui est persistant. Il renferme une seule graine dont l'embryon, dépourvu d'endosperme, est renversé; ses deux cotylédons sont très-épais.

Le *Laurus camphora*, espèce la plus anciennement connue, est un arbre considérable du Japon, de la Chine, où il porte le nom de *Tchang*. On retrouve ce végétal dans l'Amérique septentrionale, mais il ne donne pas de camphre. Les fruits de ce camphrier fournissent une huile grasse semblable à celle de notre *laurus nobilis*, dont on se sert au Japon pour l'éclairage.

2° *Camphre de Ceylan, Cinnamomum Zeylanicum.* — L'odeur de ce camphre est très-suave; on n'en apporte que fort peu en Europe.

3° *Dryobalanops camphora, Camphre de Java.* — Le camphre de Java est tiré d'un végétal dont on ne connaît que les fruits. Gaertner l'a étudié et le nomma *Dryobalanops aromatica*. Cet arbre, qui est un produit de la famille des Diptérocarpées, voisine des Liliacées, porte dans le pays le nom de *Ka-*

pour-Barros; il croît seulement à Bornéo et à Sumatra, mais on apporte le produit à Java, d'où il est renvoyé en Europe en tonneaux.

On a donné à cette espèce le nom de camphre vierge, parce qu'il est retiré tout formé de l'intérieur du végétal. Certains indigènes prétendent reconnaître par la couleur de l'écorce, l'odeur de l'arbre, l'auscultation du tronc, si un végétal contient du camphre. Quoique le même mode d'extraction soit employé à Bornéo et à Sumatra, le camphre de cette dernière contrée est moins recherché que celui de Bornéo, et suivant Klaproth, il ne serait pas envoyé en Europe à cause de son prix élevé. Suivant M. Guibourt, ce camphre a ses fragments incolores, d'une transparence un peu nébuleuse, ressemblant à de petits morceaux de glace ; chaque lame peut peser 0,01. Il possède une odeur camphrée moins forte que celui du Japon mêlée d'une odeur de patchouly, un peu dur sous la dent et s'y pulvérisant. D'après M. Pelouze, il aurait pour formule $C^{20} H^{18} O^2$; traité par l'acide azotique à la température ordinaire, il perd 2 H et se convertit en camphre du Japon.

Le Dryobalanops fournit encore l'huile de camphre très-recherchée des Indous, des Persans, des Arabes, qui l'emploient dans leur thérapeutique. Cette huile coule spontanément de l'arbre par des fissures accidentelles ou artificielles ; pour cela les habitants du pays font une incision dans laquelle ils placent un roseau allumé, ils le laissent brûler pendant dix minutes afin d'attirer le liquide vers ce point, et dans l'espace d'une nuit, l'huile remplit la cavité.

4° *Le camphre d'Amérique ou de Santa-Fé.* — L'arbre qui le fournit croît dans l'Amérique méridionale et nous est inconnu ; les habitants du pays lui donnent le nom de *Carate* parce que l'écorce de ce végétal est marquée de taches ressemblant à celles que porte la peau dans la variole. Le camphre découle de l'arbre sous forme de larmes ; on ne le trouve pas dans le commerce.

D'autres végétaux contiennent du camphre, mais en trop petite quantité pour qu'on puisse l'extraire, tels sont : les racines du cannellier, du sassafras, du galanga, du zédoaire, du gingembre, d'aunée, calamus acorus, asarum europœum, anemone pulsatile ; les semences de cardamome, de poivre long, le cubèbe, le schœnanthe qui croît en Arabie et en Perse. Ce sont surtout les huiles essentielles de nos labiées qui en renferment une assez grande

2

quantité ; mais celles qui croissent dans les pays chauds sont les seules dont on puisse extraire du camphre. Ainsi la sauge, le thym, le romarin, la menthe poivrée, l'hyssope, le serpolet, la lavande en contiennent ; l'aurone, par son odeur, semble y dénoter la présence du camphre. D'après Proust, qui l'a expérimenté en Espagne,

l'huile de lavande	donnerait		1/4	de son poids.
d°	sauge	d°	1/7	d°
d°	marjolaine	d°	1/9	d°
d°	romarin	d°	1/16	d°

Pour obtenir le camphre il suffit de laisser exposer au contact de l'air l'huile essentielle de ces labiées à une température de 22°. On a constaté que plus la température était élevée, plus la quantité de camphre déposée était grande. D'après les savantes recherches de M. Boullay, il ne serait pas certain que ces produits, d'apparence camphrée, soient identiques avec le camphre proprement dit.

Propriétés physiques.—Le camphre du commerce purifié est en pain pesant 1 à 2 kilogrammes, et ayant la forme de segments de sphère ; il est cassant, friable, peu compacte, ductile, flexible jusqu'à un certain degré, s'aplatit d'abord sous le pilon, et se pulvérise difficilement. Sa cassure est brillante, raboteuse, sa texture grenue, cristalline, se laissant couper au couteau, rayer à l'angle ; il est onctueux au toucher et cristallise en aiguilles octaédriques, ou en octaèdres aplatis, ou enfin en prismes.

D'après Berzélius, sa densité est de 0,9857 à 0,996. En masse il est d'un blanc de glace, brillant, demi-transparent, léger, d'une apparence lamelleuse, comme moirée à la surface ; les cristaux sont incolores et transparents. Le camphre a une odeur sui generis, forte, pénétrante, diffusible, une saveur fraîche, un peu âcre, analogue à celle que laisse l'eau de menthe poivrée sans amertume marquée ; il s'aplatit sous la dent, s'y attache comme la cire, et ne s'y dissout que peu à peu dans la salive. Placé sur l'eau qu'il surnage, il y éprouve d'abord un tournoiement marqué, puis le morceau de camphre s'imbibe de liquide, cesse de tourner et s'enfonce à fleur d'eau (*Voir plus bas rotation du camphre.*)—Lorsqu'on le place dans un vase sec non fermé, il se volatilise à une température inférieure à son point de fusion sans laisser de résidu ; dans un vase fermé il se sublime en partie. Le camphre brûle même sur l'eau avec une flamme blanche, en répandant une fumée épaisse, piquante, très-odorante ; il fond à 175° et bout à 204°.

Ce corps est très-peu soluble dans l'eau, à laquelle cependant il communique une forte odeur camphrée, 1,000 parties d'eau ne dissolvent qu'une partie de camphre ; lorsque ce liquide renferme en dissolution du carbonate alcalino-terreux, ou bien sous l'influence d'une pression considérable, il peut en dissoudre une plus grande quantité. Il est très-soluble dans l'alcool. l'éther, les huiles fixes et volatiles ; d'après Saussure, 100 parties d'alcool dissolvent 120 parties de camphre à la température de 12° centigrades. Sa force élastique à 15° 2/10 du thermomètre équivaut à 4 millimètres de mercure. Le camphre réfracte la lumière comme tous les corps diaphanes; il est idioélectrique, c'est-à-dire qu'il s'électrise par le frottement : dans ce cas son électricité est résineuse et son intensité assez grande pour que Lichtemberg ait pu tirer du camphre des étincelles au moyen du condensateur.

La pesanteur spécifique du camphre varie suivant la température ; aussi ne peut-on avoir un chiffre fixe pour la densité de ce corps. En Angleterre on a constaté que, lorsqu'on plonge pendant quelque temps de petits morceaux de camphre dans l'eau ayant la température de 32° à 33° (Farenheit), ces morceaux de camphre tombent au fond et y restent; à 45° ils sont dans un état indifférent étant tout à la fois portés à s'élever ou à s'abaisser; à 54° ils surnagent entièrement.

Mouvement de rotation du camphre.

Ce fut Romius qui, en 1748, signala pour la première fois à l'Académie le fait de rotation du camphre placé sur l'eau ; en 1797, Bénédict Provost de Genève, découvrit les phénomènes suivants, en cherchant les moyens de rendre sensible à la vue les émanations des corps odorants : Si l'on place un fragment de camphre sur une glace ou sur le fond d'une soucoupe couverte d'une couche d'eau pure peu épaisse, on voit à l'instant l'eau s'écarter et laisser à l'entour du corps une place circulaire sèche, puis le camphre se meut avec une grande rapidité. Si l'on jette une goutte d'eau d'un corps odorant liquide ou d'huile à la surface de l'eau, le mouvement cesse sur-le-champ. Si l'on puise dans un verre plein d'eau avec un bâton de cire des gouttes d'eau, et qu'on les fasse tomber dans le vase où le camphre est en mouvement, à la cinquantième ou soixantième goutte le mouvement cesse, ce qui n'arrive pas si l'on substitue à la cire un cylindre bien découpé. Si l'on met un fragment de camphre dans l'eau où l'on a puisé avec la cire, il se meut comme à l'ordinaire, mais au bout de quelques instants le mouvement cesse de lui-même.

En présence de ces faits énoncés par Provost, Virey attribua ce mouvement de rotation du camphre à l'électricité. Mais M. Masson a démontré, par des expériences directes, que c'était à des courants de vapeur de cette huile concrète qu'était due cette rotation, et non à un développement d'électricité; de plus il a remarqué qu'en plaçant sous la machine pneumatique le vase renfermant l'eau sur laquelle surnageait un gros morceau de camphre dont la rotation était presque sensible à l'air libre, le mouvement devenait plus rapide à mesure que l'on raréfiait, et qu'il s'arrêtait lorsqu'on cessait de faire le vide. Le camphre placé sur l'eau se volatilise plus vite que dans l'air humide; alors il s'arrondit et acquiert de la transparence M. Ventori a prouvé par expérience que ce fait n'avait lieu qu'au point de contact de l'air et de l'eau; pour cela il place dans l'eau un cylindre de camphre, dont l'une des extrémités était chargée de manière à faire enfoncer jusqu'à la moitié; il vit alors le camphre se corroder un peu au-dessus de la surface de l'eau, et bientôt il se coupa en deux morceaux.

Propriétés chimiques. — Au point de vue chimique, le camphre peut être considéré comme une huile essentielle oxygénée, solide ou stéaroptène; il nous offre des phénomènes assez curieux. Les différentes espèces de camphre n'ont point toutes la même composition. Ainsi le camphre du Japon a pour formule $C^{20}H^{16}O^2$, celui de Java se compose de $C^{20}H^{18}O^2$. Si l'on traite ce dernier par l'acide azotique à la température ordinaire, il perd H^2, et se convertit en camphre du Japon.

Suivant Thomson, voici quelle serait la composition du camphre :

Carbone.	0,738
Hydrogène.	0,144
Oxygène et perte.	0,118

Saussure a fait aussi une analyse du camphre; ses résultats diffèrent de ceux obtenus par Thomson ; ce savant indique la présence de l'azote, mais il ne nous donne la présence de ce gaz que comme douteux.

Carbone.	74,38
Hydrogène.	10,67
Oxygène.	14,61
Azote.	0,34
	100,00

Nous allons faire connaître les phénomènes auxquels ce corps donne naissance en présence des différents composés chimiques.

M. Astier ayant fait des expériences constatant que le camphre, comme toutes les huiles essentielles, arrête la fermentation et la putréfaction, M. Boullay reprit ce travail et confirma ces résultats. Ainsi, pendant les plus grandes chaleurs de l'année, ce chimiste conserva du bouillon sans que ce liquide éprouvât la moindre trace de putréfaction.

Soumis à l'action de la chaleur, le camphre se sublime sans décomposition jusqu'à 204° ; mais si l'on fait passer sa vapeur dans un tube de porcelaine chauffé au rouge, il se décompose en partie.

Distillé avec quatre ou cinq fois son poids d'argile, il éprouve une décomposition et se transforme en un corps huileux ; il se forme en outre de l'eau, de l'acide camphorique, de l'acide carbonique et du carbure d'hydrogène ; dans la cornue, il reste du charbon mêlé à l'argile. Si sur de la chaux portée au rouge on fait passer un courant de vapeur de camphre, il se fait de la naphtaline et un corps liquide nommé camphrone. Cette substance, découverte par M. Frémy, est une huile légère qui bout à 75° ; elle est soluble dans l'alcool et insoluble dans l'eau.

D'après Bouillon-Lagrange, lorsque l'on distille une partie de camphre et deux d'alumine, on a une petite quantité d'acide camphorique, beaucoup d'acide carbonique, du gaz hydrogène carboné, une huile volatile âcre, d'une odeur aromatique se rapprochant de celle du thym et du romarin ; sa couleur est jaune d'or ; avec les alcalis elle forme des cristaux solubles dans l'alcool. Enfin elle laisse un résidu d'alumine et de charbon.

Ce résultat portait ce chimiste à conclure que le camphre était un com-posé d'huile volatile et de carbone.

Si l'on place un morceau de camphre au-dessous d'un fil de platine tourné en spirale et chauffé au rouge, le fil reste incandescent, et pourrait comme l'alcool servir à former la lampe sans flamme de Davy.

En faisant passer des étincelles électriques dans le camphre, Vansmœrum obtient de l'hydrogène.

L'ammoniaque et la potasse n'ont aucune action chimique sur le camphre.

Les acides dissolvent le camphre, et cette dissolution est précipitée par l'eau et les alcalis.

En présence de l'acide nitrique le camphre manifeste des actions remar-quables; dès le moment du contact avec cet acide, au lieu d'une émission de calorique, il y a au contraire une absorption sensible. Ce corps se liqué-fie assez promptement et est d'une belle transparence. D'après M. Morelot, cette liquidité du camphre n'est due qu'au calorique de l'acide nitrique. Cet acide dissout le camphre à froid et forme avec lui une huile appelée *azotate de camphre*. Cette préparation est très-défectueuse, il est impossible de l'em-ployer dans quelque véhicule que ce soit sans en précipiter le camphre. Lorsque l'acide azotique est employé en plus grande quantité on obtient l'acide camphorique.

L'acide sulfurique très-étendu n'agit pas sensiblement, l'acide concentré le dissout rapidement M. Chevreul, en distillant de l'acide sulfurique sur du camphre, a obtenu une huile volatile possédant l'odeur du camphre; un ré-sidu charbonneux, qui est une combinaison d'acide sulfurique et de charbon très-hydrogéné, puis une matière astringente, qui est aussi une combinaison d'acide sulfurique, mais qui semble différer de la première en ce que la ma-tière qui est combinée à l'acide est plus hydrogénée, et en ce que l'acide y est en plus grande quantité. Suivant M. Lassaigne, cet acide décompose le camphre, isole une partie du carbone, et le transforme en une substance soluble dans l'eau, jouissant des propriétés du tannin (*Tannin artificiel*).— M. Delalande, en traitant le camphre par dix fois son poids d'acide sulfuri-que, transforme ce corps en un liquide isomérique avec lui.

Le camphre absorbe une proportion variable de gaz acide chlorhydrique, d'acide sulfureux, d'acide fluorique, de vapeur hypoazotique. Ces combinaisons ne sont ni solubles ni définies ; elles varient suivant la température et la précision. A la température ordinaire, les acides fluorhydrique et sulfydrique sont aussi absorbables.

Le camphre est soluble dans le sulfure de carbone et absorbe un volume égal au sien de gaz ammoniac.

M. Claus a obtenu un corps chloré ayant pour formule $C^{20} H^{10} C^6 O^2$, en dissolvant du camphre dans du protochlorure de phosphore et soumettant cette dissolution à l'influence d'un courant de chlore.

En se combinant au camphre, le brome donne naissance à un composé rouge cristallisant en beaux prismes droits à base rhombe ; l'eau décompose cette combinaison, et le camphre et le brome sont régénérés.

Le radical du camphre a reçu de M. Dumas le nom de camphène ; c'est le corps qui se forme lorsqu'on fait réagir l'acide chlorhydrique sur l'essence de térébenthine. Ce corps a pour formule $C^{40} H^{42}$; en ajoutant deux équivalents d'oxygène, on a le camphre qui peut être considéré comme un oxyde.

M. Bouillon-Lagrange a étudié avec soin les sels formés par l'acide camphorique et différentes bases auxquels on donne le nom de *camphorates*. Lorsque l'acide est pur, ces sels n'ont pas d'odeur ; généralement leur saveur est amère ; ceux d'alumine et de baryte ont une saveur acide ; ils brûlent au chalumeau avec une flamme bleue, solubles dans l'eau, excepté les camphorates de chaux et de magnésie, décomposables par les acides minéraux, solubles dans l'alcool ; on a formé les camphorates d'alumine, d'ammoniaque, de baryte, de chaux, magnésie, potasse, soude.

EXTRACTION DU CAMPHRE.

Kempfer est le premier qui ait fait connaître en Europe la méthode appliquée par les Japonais pour extraire le camphre. Ce sont les paysans de cette contrée et de la province de Satsunia qui s'occupent de cette récolte.

Le camphre sort à l'aide d'incisions faites à l'arbre ; ce suc, d'abord liquide, devient peu à peu concret ; mais ce produit, rare et recherché, serait insuffisant pour les besoins du commerce : on le retire en s'aidant de l'eau, portée à l'ébullition, des branches et du tronc. Cette opération varie suivant les pays.

Au Japon, on trouve, dit-on, dans l'intérieur du camphre, des morceaux de camphre du poids de 10 à 20 livres, on le sépare en fendant l'arbre et purifiant le produit ensuite. Cette sorte est plus odorante que celle extraite par la chaleur et est très-recherchée des Japonais généralement. Le camphre brut de ce pays se retire des racines, par la distillation à la vapeur; pour cela, ces dernières sont placées sur un diaphragme suspendu au-dessus d'une couche d'eau que l'on réduit en vapeur; le camphre se sublime et est reçu dans un chapiteau de paille de riz.

En Chine, on fait macérer une demi-heure les racines, branches et tronc du végétal; après l'ébullition, on passe et on laisse refroidir le liquide; le camphre qui surnage est enlevé; on le place ensuite dans des vases distillatoires en faisant, avec de l'argile pulvérisée, des couches alternatives recouvrant le tout de feuilles de poulliot.

A Ceylan, on se contente de placer l'écorce de la racine du cinnamomum zeylanicum dans une cucurbite garnie de son chapiteau, en ajoutant une grande quantité d'eau; on distille avec précaution et le camphre surnage le liquide distillé.

Pour le camphre de Sumatra, qui est retiré tout formé de l'arbre, on le monde, on le soumet à des lotions savonneuses, on le tamise, puis on le trie de manière à en constituer trois sortes. Les morceaux qui ont la grosseur d'une petite fève sont appelés, en portugais, *cabessa* (tête); ceux de la grosseur d'un grain de poivre, *barriga* (ventre); et les autres petits ressemblent à du sable *peè* (pieds).

RAFFINAGE DU CAMPHRE.

Tout le camphre qui nous arrive de l'Inde est en tonneaux, en grains plus ou moins gros, et bien que sublimé dans le pays, il a cependant besoin d'un nouveau raffinage.

Pendant longtemps les Vénitiens, les Hollandais eurent le monopole de cette opération; mais, en 1761, Valmont de Bonnare publia le procédé des Hollandais, et ce fut grâce à cette publication que M. Clémandot, à Paris, 1817, se livra au raffinage; à l'époque actuelle, le raffinage du camphre se pratique dans diverses communes du département de la Seine, à Saint-Denis, à Grenelle, etc.

Le procédé le plus généralement employé est celui-ci ; on tamise préalablement le camphre brut afin de le priver des substances étrangères qu'il peut contenir, puis on le mêle avec une quantité de chaux ou de craie, variant suivant son degré de pureté. Les matières terreuses sont employées dans le camphre brut à cause de la présence de matières organiques telles que de la laine, de la paille, du bois, etc., qui, pendant la sublimation, dégagent une huile empyreumatique colorant le camphre en jaune. Le mélange est introduit dans des bouteilles en verre à fond plat et rondes ; ces vases sont recouverts d'une calotte métallique afin d'éviter les pertes en cas de rupture. Ces bouteilles sont placées sur un bain de sable, et recouvertes elles-mêmes d'une couche de sable ; on chauffe de manière à fondre le camphre, et l'on continue doucement la chaleur jusqu'à ce que l'on ait chassé toute l'humidité qu'il renfermait ; à ce moment l'on diminue le feu et l'on enlève peu à peu le sable recouvrant le vase. Le camphre vient alors se sublimer à la partie supérieure : on a le soin, pendant cette opération, de maintenir l'ouverture de col du vase libre afin d'éviter la rupture de l'appareil. On reconnaît que l'opération est terminée en plongeant une baguette de fer au fond de la bouteille ; le camphre fondu s'attache autour de cette baguette et fait connaître d'une manière précise la quantité restante ; on la retire, et au bout d'une demi-heure on la mouille avec de l'eau froide ; cette précaution est nécessaire pour que le pain de camphre se détache facilement ; il ne reste plus qu'à briser la bouteille pour recueillir le produit.

M. Dutour a proposé de purifier le camphre en le dissolvant dans l'alcool, précipitant la liqueur filtrée par l'eau et sublimant le précipité. Ce procédé a le grave inconvénient de ne pouvoir être employé dans les arts.

EMPLOI MÉDICAL DU CAMPHRE.

Le camphre est considéré comme un anti-spasmodique excitant à certaines doses ; on le regarde aussi comme résolutif et fortifiant, anti-putride, anti-gangréneux. Employé contre l'épilepsie, l'hypocondrie, l'hystérie, la manie, les névralgies, les rhumatismes ; on s'en sert pour dissiper les épanche-

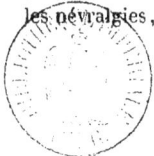

ments sanguins à la suite de coups. L'école de Salerne a prétendu que son odeur seule éteignait l'action des organes générateurs : *camphora pernares, odore mares.*

M. Astier, pharmacien principal lors du siége de Torgau, ne pouvant employer les fumigations Guytoniennes faute d'acide sulfurique pour désinfecter les salles, se servit de fumigations camphoriques ; il remarqua que les maladies prenaient un caractère moins funeste, et les personnes chargées de soigner les malades étaient moins exposées à la contagion.

Dans ces derniers temps, un savant n'ayant pas connaissance de toutes les applications qu'on avait faites du camphre depuis, a placé le camphre au rang des panacées universelles. D'après lui, toutes les vertus médicales lui seraient échues en partage, toutes les maladies semblaient fuir devant ce remède infaillible. La médecine, la pharmacie devenaient inutiles, chaque malade pouvait être à la fois son médecin et son pharmacien. Mais, de même que tous ses prédécesseurs, ce médicament universel a succombé devant l'expérience. Bien plus, un de ses prosélytes zélés est mort, dit-on, victime de l'abus de cette substance.

Nous ne voulons pas sortir de notre sujet en nous occupant ici de thérapeutique, nous dirons seulement que le camphre est utile dans un grand nombre d'affections ; que, dans certains cas, c'est un médicament précieux, mais que comme les autres il est renfermé dans un cercle d'action dont il ne peut pas sortir.

PRÉPARATIONS PHARMACEUTIQUES.

Nous trouvons cette substance faisant partie des préparations anciennes, telles que la thériaque céleste, l'eau hystérique, l'esprit-de-vin camphré, le beaume de Lectoure, l'emplâtre diabotamum, le savon de Nuremberg, etc.

Le camphre se donne en nature, suspendu dans l'eau ou dissous dans l'alcool, l'éther, l'huile, le lait, le vinaigre, ou associé à d'autres substances.

La magnésie jouit de la propriété de suspendre le camphre dans la potion ; pour cela on prend huit parties de camphre et une de magnésie, et l'on ajoute l'eau nécessaire.

D'après Planche, l'amidon de froment est préférable à la magnésie parce que l'on peut l'employer dans les potions acidulées, sans avoir à craindre ni dégagement d'acide carbonique, ni séparation du camphre. L'amidon de pomme de terre ne jouit pas de la même propriété, Planche attribue cette anomalie à la différence de pesanteur spécifique.

Nous donnons ici les formules des préparations camphrées citées dans les diverses pharmacopées.

MAGISTÈRE DE CAMPHRE.
Magisterium camphoræ, camphora purificata.

(GIORDANO. Turin, 1833.)

Alcool camphré . . . . A volonté.

Eau . . . . Quantité suffisante.

Ou jusqu'à ce qu'il ne se fasse plus de précipité, recueillez celui-ci sur un filtre et séchez-le.

POUDRE CAMPHRÉE.
Pulvis camphoratus.

Camphre . . . . 0,06 gr.

Sucre blanc 1,25

Pour une seule dose (AUGUSTIN. Berlin, 1822).

Camphre . . . . 0,06 gr.

Sucre 1,25

Amidon 0,6

Pour une seule dose (Copenhague, 1808).

Camphre 0,12

Gomme arabique 0,4

Sucre 0,7

Faites une poudre (Kœnisberg, 1823)

Wurtbourg, 1815, prescrit 0,12 gr. de camphre, 9 gr. de gomme, 0,6 de sucre.

POUDRE ANTI-SEPTIQUE DE RICHTER.

(PHOEBUS ET RADIUS, 1836.)

Camphre . . . . 4 gr.

Nitrate de potasse 4

Myrrhe 7

Écorce de saule 30

Mêlez.

POUDRE ANTI-SEPTIQUE DE RUST.

(RADIUS ET PHOEBUS, 1836.)

Camphre . . . . ⎫
Myrrhe . . . . ⎭ āā 7 gr.

Quinquina. . . . . } āā 15 gr.
Camomille. . . . . }
Charbon préparé.   30
Dans la gangrène humide.

POUDRE ANTI-SPASMODIQUE.

(Saunders. Leipsick, 1790.)

Camphre. . . . . } āā 35 cent.
Acide benzoïque. . . . . }
Sucre. . . . .   4 gr.
A prendre en quatre fois.

POUDRE CONTRE LE CHOLÉRA.

(Ammon. Leipsick, 1832.)

Gomme arabique. . . . .   30 gr.
Écorce d'oranges. . . . . }
Sucre en poudre. . . . . } āā 7
Camphre.   0,9
Opium.   0,3
Une cueillerée toutes les heures.

POUDRE DESSICCATIVE.

(Bréra. Padoue, 1825.)

Camphre. . . . . }
Farine de seigle. . . . . } āā 90 gr.
Camomille. . . . . }

POUDRE RÉSOLUTIVE.

(Radius.)

Camphre. . . . .   1,25 à 2
Farine de fèves. . . . . }
Sureau. . . . . } āā 30 à 60 gr.
Camomille. . . . . }
Pour appliquer sur l'œil atteint d'inflammation chronique.

(Béral.)

Camphre. . . . . }
Romarin. . . . . } āā 7,60
Dictame de cret . . . . }
Sureau . . . . }
Lavande . . . . } āā 3,80
Faites une poudre.

BÉRAL.)

Camphre.	
Castoréum	} āā 7,60
Musc.	
Huile de succin	3,80
Santal citrin.	68,60

Faites une poudre.

POUDRE TEMPÉRANTE.

(SAUNDERS. Leipsick, 1790.)

Camphre.	0,18
Nitre.	0,40
Sucre.	1,25

Mêlez.

SPERNIOLLE DE CROLLIUS.

(Pharm. Paris, Londres, 1833. Pharm. Wursbourg, 1798.)

Myrrhe.	
Oliban.	} āā 15 gr.
Safran.	4

Faites une poudre très-fine, arrosez-la deux ou trois fois avec de l'eau distillée, faites sécher et ajoutez :

Camphre.	22 gr.

Jadis employée par arrêter les hémorrhagies et les inflammations. Elle était aussi usitée contre la rage.

BOLS ANTI-SPASMODIQUES.

(PIERQUIN. Montpellier, 1824.)

Camphre.	0,30
Nitre.	0,26
Conserve de valériane.	Q. S.

Faites un bol.

BOLS CALMANTS.

(SAINTE-MARIE. Paris, 1820.)

Camphre.	2,55
Pulpe de casse.	15,30 gr.

Douze bols (S. A.).

Camphre.	0,6 gr.
Conserve de cynorrhodons.	1,25

Faites deux bols (Saunders, Swediaur).

BOLS DIAPHORÉTIQUES.

(Bréra. Padoue, 1825.)

Camphre.	2,55
Extrait de quinquina.	11,6
Rob de sureau.	3,8
Zédoaire.	1,27
Poudre de rose.	Q. S.

Douze bols.

BOLS EXCITANTS.

(Bréra. Padoue, 1825.)

Camphre.	0,96
Extrait de valériane.	3,08

Faites six bols. Un toutes les deux heures.

BOLS TEMPÉRANTS.

(Formulaire milit., 1839. Dispensaire de charité, 1819. Pierquin, Ratier, 1832.

Camphre.	
Nitrate de potasse.	} ãã 0,40
Conserve de roses.	Q. S.

Pour deux bols.

PILULES DE CAMPHRE.

Camphre.	
Suc de réglisse.	} parties égales.

Faites des pilules de 0,1 gr. (Strasbourg, 1830).

Camphre.	3 gr.
Sucre.	1,50
Mie de pain.	Q. S.

Quarante-huit pilules (Hambourg, 1835).

Camphre.	
Sucre.	} Q. S.
Amidon.	
Mie de pain.	1,52

(Augustin).

PILULES ANTILAITEUSES.

Bories. Montpellier, 1825.)

Camphre.	
Cloportes	} ãã 3,80

Nitrate de potasse 7,60
Sirop de sucre . . . . Q. S.
Faites soixante-douze pilules de 0,05. En prendre une matin et soir.

PILULES ANTISEPTIQUES.

(Dupuytren.)

Camphre. 1,27
Musc. 0,40
Extrait d'opium 0,10
Sirop de sucre . . . . Q. S.
Faites six pilules. Dans la pourriture d'hôpital.

(Foy, Radius.)

Camphre. . . . . ⎫
Gomme arabique. . . . . ⎬ ãã 1,27 gr.
Nitre. . . . . ⎭
Sirop de sucre . . . . Q. S.
Faites dix-huit pilules; dose 4 à 8 dans le cas où il y a tendance à la gangrène.

PILULES CALMANTES DE BELL.

(Foy.)

Camphre. 3,8
Extrait de jusquiame. 7,6
Faites vingt-quatre pilules. Trois à quatre par jour dans l'ardeur d'urine.

PILULES ANTISPASMODIQUES ET TONIQUES.

(Pierquin.)

Camphre. . . . . ⎫
Nitrate de potasse. . . . . ⎬ ãã 1,90 gr.
Digitale . . . . ⎭
Quinquina. 3,80
Extrait de gentiane 7,60
Faites soixante-douze pilules.

PILULES TEMPÉRANTES.

(Strasbourg et Foy.)

Camphre. . . . . ⎫
Nitrate de potasse. . . . . ⎬ Parties égales.
Suc de réglisse . . . . ⎭
Faites des pilules de 0,16 cent.

FRONTAL ASTRINGENT.

(Pierquin.)

Vinaigre rosat. 15,30
Eau de roses . . . . ⎞
Eau de sureau . . . . ⎰ ãã 61
Blanc d'œuf . . . . Q. S.

Battez le tout ensemble, et ajoutez :

Camphre. 3,80
dissous dans :

Éther sulfurique 7,60

On applique la pâte sur le front, entre deux linges, contre la migraine.

EAU CAMPHRÉE.
Hydrole de camphre, Aqua camphorata.

(Padoue, 1822. Paris, 1839. Londres, 1837. Porto, 1836. Augustin. Béral, 1830. Brugnatelli, 1811,
Cottereau, 1835. Giordano, 1833. Guibourt, 1838. Soubeiran, 1836. Swediaur, 1817. Taddei,
Van Mons, 1821.

Camphre. 3,80
Pulvérisez dans un mortier à l'aide de quelques gouttes d'alcool, et mettez
dans une bouteille avec :

Eau distillée . . . . 500 gr.

Agitez pendant plusieurs heures et filtrez. Chaque 500 gr. d'eau dissout environ 1,40 gr. de camphre. On emploie principalement cette liqueur en injection.

EAU CAMPHRÉE ACIDULE.

(Swediaur. Ellis, 1826. Brugmatelli, 1811.)

Camphre. 3,80
Eau saturée d'acide carbonique. 500
Filtrez la solution.

MUCILAGE CAMPHRÉ.

(Swediaur.)

Camphre. . . . . 30 gr.
Mucilage de gomme arabique. 250
Pour le pansement des ulcères douloureux.

COLLYRE RÉSOLUTIF.

(Béral).

Eau camphrée. . . . . 60 gr.

Eau pure. 125

Mêlez ensemble.

ÉMULSION CAMPHRÉE.

(EDIMBOURG.)

Camphre. 1,30

Amandes douces. . . . . ⎫ 15

Sucre. . . . . ⎬

Eau. . . . . ⎭ 5,90

Faites une émulsion.

(PADOUE.)

Camphre. 2

Mucilage de gomme arabique. 11

Sirop de sucre 15

Eau. 360

Faites une émulsion.

(AUGUSTIN.)

Camphre 0,90

Amandes douces. 15

Eau de fleur de sureau 180

Faites une émulsion.

(SAINTE-MARIE.)

Camphre . . . . 0,50 à 0,70

Amandes douces. 92

Eau. 306

Sirop diacode. 30

Faites l'émulsion.

(PHOEBUS.)

Camphre. 1,25

Huile d'amandes. 10,5

Gomme arabique 7

Suc de réglisse 4

Eau de sureau. 180

Sirop diacode. . . . . , ... 40

Faites l'émulsion.

(SWEDIAUR.)

Camphre. . . . . ⎫ āā 1,90

Gomme arabique. . . . . ⎬

Amandes amères 6

Sucre 7,6

4

Eau de petit cardamome 184
Eau pure. . . . . Q. S.
Faites l'émulsion.

(RADIUS.)

Camphre. 0,6
Amandes douces 15
Eau 180
Sirop de safran 15
Faites l'émulsion.

ÉMULSION CAMPHRÉE ET NITRÉE.

(SAUNDERS.)

Camphre. . . . . ⎫
Nitre. . . . . ⎬ 0,90
Jaune d'œuf . . . . Q. S.
Broyez ensemble et ajouter peu à peu :
Eau de tilleul. 180
Faites l'émulsion.

(RADIUS.)

Camphre. . . . . ⎫
Nitre. . . . . ⎬ 1,27
Gomme arabique. 3,8
Infusion pectorale. 153
Sirop de capillaire. 30
Mêlez.

ÉMULSION ANTI-CHOLÉRIQUE.

(AMMON.)

Camphre. . . . . ⎫
Extrait de jusquiame . . . . ⎬ 1,40
Gomme arabique. . . . . 16 gr.
Sucre. 30
Émulsion de pavots. 180
Liqueur de corne de cerf succinée. 7
F. S. A. Une cueillerée toutes les heures.

FOMENTATION ANTI-SEPTIQUE.

(RICHTER.)

Camphre. . . . . 7 gr.
Essence de térébenthine . . . . ⎫
Gomme arabique. . . . . ⎬ 15

Infusion d'arnica. 180
Dans la gangréne sèche.

GARGARISME ADOUCISSANT.

(PHOEBUS.)

Camphre. 0,40
Huile d'amandes . . . . 22 gr.
Gomme arabique. 4
Sirop de guimauve. 24
Teinture d'opium. 2
Contre les ulcères mercuriels.

GARGARISME ASTRINGENT.

(PIERQUIN.)

Camphre. 0,05
Miel rosat. . . . . 30 gr.
Infusion de ronces. 122

GARGARISME DÉTERSIF.

(PHOEBUS.)

Camphre. 0,90
Gomme arabique. 2,50
Miel rosat. 45
Eau de sauge. 180
Teinture de ratanhia. 11
Contre les ulcères mercuriels atoniques.

JULEP CAMPHRÉ.

(PHARM. DIVERSES.)

Camphre pulvérisé. 1,50
Mucilage de gomme arabique . . . . ⎫
Sucre. . . . . ⎬ āā 14 gr.
Eau. 460
Mêlez en triturant.

Pharmacopée Porto.

Camphre. 1,50
Mucilage de gomme arabique . . . . ⎫
Sucre . . . . ⎬ 14
Eau. 460
Mêlez par trituration.

(KOENISBERG).

Camphre.	7
Gomme .	20
Sucre	22
Eau .	360

Mêlez.

(SAUNDERS).

Camphre.	1,25
Gomme arabique.	Q. S.
Sirop de menthe.	30
Eau.	180

Mêlez.

(ELLIS).

Camphre.	0,30
Miel de sureau	45
Eau de mélisse	172

(VAN MONS).

Camphre.	1,25
Gomme arabique.	2
Eau de Sauge	180
Sirop de sucre	30

(COPENHAGUE).

Camphre.	2
Gomme arabique.	}
Sucre	} 7

(BÉRAL).

Eau camphrée	122
Sirop de sucre	30
Décoction de guimauve	336

JULEP CAMPHRÉ OPIACÉ.

(AUGUSTIN, ELLIS.)

Camphre.	2 gr.
Poudre de gomme.	6
Sirop d'opium.	30
Eau.	150

Mêlez.

(ELLIS).

Camphre.	4
Gomme arabique.	āā 6
Sucre.	
Teinture d'opium.	40 gouttes.
Eau de menthe.	125

LAIT D'AMANDES CAMPHRÉ.

(NIEMANN). Pharmacopées diverses.

Lait d'amandes	3,75
Camphre	4
Gomme arabique.	11

Mêlez.

(BÉRAL).

| Lait d'amandes | 428 |
| Eau camphrée | 61 |

Mêlez.

LAVEMENT ANTISEPTIQUE.

(FOY.)

| Camphe broyé avec du jaune d'œuf. | 3,80 |
| Décoction de quinquina. . | 367 |

Dans les fièvres adynamiques.

LAVEMENT CAMPHRÉ.

(RADIUS.)

| Camphre. | 4 gr. |

Divisez-le au moyen d'un jaune d'œuf, et délayez dans :

| Décoction de graine de lin. | 500 gr. |

Pierquin prescrit la décoction de camomille et celle de mélilot à parties égales.

LAVEMENT EXCITANT.

(BRÉRA).

Camphre broyé au moyen d'un peu de jaune d'œuf. .	2 gr.
Infusion d'arnica.	āā 60
Décoction de quinquina. .	

(AUGUSTIN).

| Camphre broyé avec du jaune d'œuf | 4,25 |
| Laudanum Sydenham . | 20 gouttes. |

Décoction de quinquina 180
Mêlez.

LAVEMENT STIMULANT DE VOGT.
(Phoebus.)

Valériane. . . . . } āā 22 gr.
Angélique. . . . . }
Eau bouillante Q. S. pour obtenir. 180
Ajoutez à la colature refroidie :

Camphre. 1,50
Gomme arabique. 7
Laudanum liquide. . . . . 30 gouttes.
Toutes les quatre heures on en injecte le tiers avec de l'eau d'orge tiède.

LINIMENT RÉSOLUTIF DE FRANCK.
(Augustin.)

Camphre. . . . . 4 gr.
Sous-carbonate de potasse. 7
Miel . . . . Q. S.
Pour résoudre les ecchymoses.

LOOCH CAMPHRÉ.
(Saunders.)

Camphre. 0,60
Mucilage de gomme. 90
Sirop de guimauve. 45
Mêlez.

(Radius.)

Camphre 0,25
Mucilage de gomme arabique . . . . } āā 15
Sirop de guimauve . . . . }
Gomme arabique. . . . . } āā 30
Sirop de fleurs d'orangers. . . . . }
Une cuillerée à café toutes les heures.

POTION ANTICHOLÉRIQUE.
(Ammon.)

Eau camphrée. . . . . 7 à 15 gr.
Gomme arabique. 2
Eau de tilleul. 120

Eau de cannelle 15
— d'amandes amères 2
Une cuillerée tous les quarts d'heure.

Camphre. 4
Eau 90
Liqueur de corne de cerf succinée 7
Sirop de cannelle 30
Une cuillerée toutes les heures.

POTION EMMÉNAGOGUE DE DEWEES.

(ELLIS.)

Camphre pulvérisé 1,30
Gomme arabique 4
Sucre . . . . Q. S.
Eau de cannelle . . . . 30 gr.
En deux prises dans la dysménorrhée.

POTION EXCITANTE DE HORN.

(PHOEBUS.)

Sabine . . . . 7 gr.
Eau bouillante 150
Ajoutez à l'infusion :
Camphre . . . . de 0,12 à 0,40
Gomme arabique . . . . 6 gr.
Sirop de réglisse 15

POTION TEMPÉRANTE.

(PHOEBUS.)

Camphre . . . . de 0,70 à 1,25
Gomme arabique 7
Eau 150

Ajoutez à la solution :

Extrait de jusquiame 0,60
— de réglisse . . . . }
Nitrate de potasse . . . . } ãã 7
Sirop de sucre 30
Une cuillerée toutes les heures dans la gonorrhée.

TISANE CAMPHRÉE.

(BORIES.)

Camphre 2,12

Miel. 30

Broyez ensemble et délayez dans :

Eau bouillante. . . . . 1 litre.

A boire par verrées.

BIÈRE CAMPHRÉE.

Brytolé de camphre.

(BÉRAL.)

Camphre. . . . . 1 gr.

Bière nouvelle. 500

Faites dissoudre.

VIN CAMPHRÉ.

(BÉRAL.)

Camphre. . . . . 1 gr.

Vin de Lunel. 576

SIROP DE CAMPHRE OENOLIQUE.

(BÉRAL.)

Vin camphré à 1 grain par once. . . . . 9 parties.

Sucre. 15

Faites dissoudre.

VIN AROMATIQUE CAMPHRÉ.

(PHARM. MILIT.)

Eau-de-vie camphrée. . . . . 6 parties.

Teinture aromatique. 5

Vin rouge. 100

Mêlez.

LOTION ANTISEPTIQUE.

(PHOEBUS ET RADIUS.)

Camphre. . . . . 11 gr.

Gomme arabique. 7

Vin blanc. 240

Faites dissoudre.

(AUGUSTIN.)

Camphre. 7

Suc de citron. 1

Vin 360

Dissolvez.

POTION EXCITANTE DE VOGT.

(Phœbus.)

Serpentaire de Virginie.	22 gr.
Vanille.	7

Vin d'Espagne, quantité suffisante pour obtenir 360 grammes. Ajoutez :

Camphre.	2 gr.
Éther acétique.	4
Sirop de cannelle.	15

Mêlez.

Serpentaire de Virginie	22
Eau-de-vie	150
Eau	Q. S.

Pour obtenir 180 gr. d'infusion, ajoutez :

Camphre. . . . . ·⎫	ãã 2
Baume du Pérou . . . . ·⎭	
Gomme arabique.	7
Éther acétique	4

Mêlez. Toutes les heures et demie une cuillerée.

VINAIGRE CAMPHRÉ.

(Pharm. diverses.)

Camphre.	1 partie.
Alcool	2
Vinaigre.	32

Ajoutez le vinaigre à la dissolution alcoolique du camphre.

(Soubeiran.)

Camphre	1 part.
Vinaigre	10 part.

Faites dissoudre.

(Pharmacopée de Dresde, 1837).

Camphre	1
Mucilage de gomme	6
Vinaigre	16

(Pharmacopée de Kœnigsberg, 1823.

Camphre.	1
Gomme arabique . . . . ·⎫	8
Sucre. . . . . ·⎭	
Vinaigre.	128

5

Pharmacopée de Porto. Pharmacopée d'Amsterdam, 1805, édit. Niemann.

Camphre.	1
Sucre.	16
Vinaigre.	48

FOMENTATION ANTISEPTIQUE.

(AUGUSTIN. FOY.)

Camphre.	15 gr.
Acide acétique.	60
Vinaigre.	300

Mêlez.

JULEP CAMPHRÉ ACIDULÉ.

(PHARM. D'OLDENBOURG, 1801. MANHEIM, 1764. STUTTGARD, 1798. PARME, 1823. KIEL, 1831.

Camphre pulvérisé.	} ãã 4 gr.
Gomme arabique.	
Eau.	7

Triturez ensemble en ajoutant peu à peu :

Vinaigre.	540

Faites dissoudre dans la liqueur :

Sucre.	15 gr.

Et passez.

Camphre.	2
Gomme arabique.	7
Sucre.	11
Vinaigre.	15
Eau.	180
Camphre.	3,50
Mucilage de gomme	} ãã 14
Sucre.	
Vinaigre.	460
Camphre.	0,64
Gomme arabique.	3,80
Sirop de sucre.	30
Vinaigre.	15
Eau.	245

LAVEMENT STIMUMANT.

(AUGUSTIN.)

Vinaigre camphré.	60 gr.

Infusion de valériane. 120
Mêlez.

LOTION STIMULANTE.
(Phoebus.)

Camphre. 1,25
Alcool. 60

Ajoutez à la solution :

Vinaigre. 250
Dans les fièvres asthéniques et les exanthèmes rentrés.

POTION EXCITANTE DE VOIGTEL.
(Phoebus.)

Camphre. . . . . 2 gr.
Mucilage de gomme arabique. . . . . } āā 15
Sucre. . . . . }
Vinaigre de Rue. 240
Une cuillerée toutes les heures dans le typhus.

POTION ANTIPLEURÉTIQUE.
(Van Mons, 1817.)

Nitrate de camphre. . . . . 2 gr.
Nitrate de potasse. 8
Sucre. 45
Eau de fenouil. 250
À prendre par cuillerées.

SIROP ACÉTOLIQUE DE CAMPHRE.
(Béral.)

Vinaigre camphré. . . . . 2 parties.
Sucre. 4
Faites dissoudre.

NITRATE DE CAMPHRE.
Acide nitrique à volonté.
(Spielmann. Saunders. Van Mons. Pharm. Turin.)

Camphre, quantité suffisante pour saturer l'acide. Décantez et conservez. Une partie d'acide nitrique fumant en dissout six de camphre. Dix gouttes, toutes les deux heures, sur du sucre ou dans un sirop, contre la pleurésie chronique. En frictions dans la paralysie et les rhumatismes.

ALCOOLÉ DE NITRATE DE CAMPHRE.

(VAN MONS.)

Nitrate de camphre. . . . . 1 partie.
Alcool rectifié. 3
Faites dissoudre au bain-marie.

ESSENCE ANTICHOLÉRIQUE.

(AMMON.)

Camphre . . . . \
Sel ammoniac. . . . . |
Pétrole. . . . . } āā 4 gr.
Essence de térébenthine. . . . . |
Acide nitrique. . . . . /
Poivre d'Espagne. . . . . Une gousse.
Vinaigre. . . . . 180 gr.
Eau-de-vie. 540
Passez après vingt-quatre heures de digestion. Une cuillerée à café.

MIXTURE ODONTALGIQUE.

(SWEDIAUR.)

Nitrate de camphre. . . . . 1 partie.
Éther nitrique. 2
Faites dissoudre. On en imbibe un morceau de coton qu'on introduit dans la dent cariée.

ÉTHER CAMPHRÉ.
Liqueur nervine de Bang, éthérolé de camphre.

(SWEDIAUR. VAN MONS. PHARM. DE COPENHAGUE. AMSTERDAM, 1805. COPENHAGUE, 1808. HAMBOURG. HANOVRE. KIEL. SWARZ. LEMGO, 1794. AUGUSTIN. BÉRAL.)

Camphre. . . . . 1 partie.
Éther sulfurique 8
On varie la proportion de camphre, suivant divers auteurs.

EAU CAMPHRÉE ÉTHÉRÉE.

(PHARM. FRANÇAISE. BRUGNATELLI. CADET DE GASSICOURT. GUIBOURT. SOUBEIRAN. SWEDIAUR. VAN MONS.)

Camphre. 7,60
Éther sulfurique 23

Ajoutez à la solution :

Eau distillée. 450
A prendre par cuillerées, pure ou avec du sirop.

GARGARISME EXCITANT.

(Pharm. Padoue.)

Camphre.	4 gr.
Éther sulfurique.	1,25
Sirop de sucre.	30
Eau chaude.	720

JULEP ANTIARTHRITIQUE.

(Pierquin.)

Eau camphrée.	30 gr.
Éther sulfurique.	une cuillerée.
Eau de menthe poivrée	15 gr.

JULEP CALMANT.

(Pierquin.)

Camphre.	0,30
Nitrate de potasse.	0,50
Éther sulfurique.	10 à 15 gouttes.
Sirop de nénuphar	23 gr.
Eau de fleurs d'oranger	ā̄ 30
Eau de tilleul.	

A prendre par cuillerées.

LINIMENT EXCITANT.

(Bréra.)

Camphre.	ā̄ 3,80
Muscade.	
Éther sulfurique.	15

En friction sur la colonne vertébrale dans la paralysie.

LINIMENT DE NEUMANN.

(Radius.)

Camphre.	0,60
Éther sulfurique.	7 gr.
Huile de girofles.	6 gouttes.

On en imbibe un linge, qui est appliqué sur les yeux des varioleux, dès que les pustules sont douloureuses ou quand il se manifeste des boutons sur la conjonctive.

POTION ÉTHÉRÉE CAMPHRÉE.

(Ammon.)

Camphre.	0,60

Éther sulfurique . . . . 7 gr.
Huile de menthe poivrée . . . . de 6 à 10 gouttes.
Dix à quinze gouttes toutes les heures.

(Brera.)

Camphre. 2,55
Éther sulfurique . . . . 30 gouttes.
Décoction de quinquina 184
A prendre peu à peu dans la journée.

(Augustin.)

Camphre. 1,25
Éther sulfurique 7
Laudanum de Sydenham . . . . 20 gouttes.
Eau de cannelle 180
Une cuillerée toutes les trois ou quatre heures.

POTION CALMANTE DE HUFELAND.
(Radius.)

Camphre. 1,25
Éther sulfurique 7

Ajoutez à la solution :

Laudanum de Sydenham . . . .⎫
Mixture oléo-balsamique . . . .⎬ ãā 4
Vingt gouttes toutes les deux heures.

ALCOOL CAMPHRÉ.
(Pharm. diverses.) On varie à volonté la proportion de camphre.

Camphre. . . . . 1 partie.
Alcool. 6
Faites dissoudre à froid. On n'emploie cet alcool qu'à l'extérieur, sans quoi il serait indispensable
de l'étendre d'eau. Cent parties d'alcool dissolvent 120 de camphre à 12°.

ALCOOL CAMPHRÉ SAFRANÉ.
(Pharm. diverses.) On varie la proportion de camphre.

Alcool camphré . . . . 8 parties.
Teinture de safran. 1

BAUME DE COPAHU CAMPHRÉ.
(Béral.)

Baume de copahu . . . . 24 parties.
Camphre 1

FOMENTATION EXCITANTE.

(Radius.)

Eau-de-vie camphrée.	60 gr.
Vinaigre	180
Infusion aromatique	1,500

Mêlez.

(Ammon.)

Eau-de-vie camphrée.	150
Teinture de piment.	30

(Radius.)

Eau-de-vie camphrée	60
Vinaigre.	180
Infusion arromatique.	1080

FOMENTATION RÉSOLUTIVE.

(Radius.)

Eau-de-vie camphrée.	} ãã 30 gr.
Eau-de-vie de genièvre	
Vinaigre scillitique	15

Mêlez. Dans les contusions.

POTION STIMULANTE.

(Augustin.)

Camphre.	10 gr.
Alcool	11
Gomme arabique	} ãã 7
Sucre	
Eau	540

Dose : deux ou trois cuillerées.

HUILE ESSENTIELLE CAMPHRÉE.

Camphre.	1 partie.
Huile essentielle	3

Béral indique des oléules ou des campholéules au carvi, au cumin, à la camomille, à la lavande, au romarin, à la térébenthine, au genièvre.

TÉRÉBENTHINE CAMPHRÉE.

(Béral.)

Térébenthine	15 parties.
Camphre.	1

Dissolvez.

LINIMENT CALMANT.

(Augustin.)

Camphre. . . . . 7 gr.
Huile de camomille 15
Huile de térébenthine 30
En friction sur l'épigastre, dans le vomissement chronique.

LINIMENT CAMPHRÉ OPIACÉ.

(Augustin.)

Camphre. . . . . 4 gr.
Huile de camomille 7
— de jusquiame 30
Laudanum de Sydenham. 7

LOTION ANTIPITYYRIASIQUE D'HEBERDEN.

(Phoebus.)

Camphre. . . . . 15 gr.
Essence de térébenthine . . . . } āā 120
Alcool. . . . . }
Faites dissoudre.

POMMADE CONTRE LES ENGELURES.

(Phoebus.)

Camphre. . . . . 0,60 gr.
Pétrole 6
Onguent de mucilage. 22
Mêlez bien.

HUILE GRASSE CAMPHRÉE.

Éléolé de camphre.

(Pharm. diverses. Avec variation de proportions.)

Huile. . . . . 4 parties.
Camphre. 1
Dissolvez par la trituration et filtrez. L'huile varie tantôt d'olive, de navette ou de lin. Schleret indique un composé d'une partie de camphre et huit d'huile de Ben, qu'on donne intérieurement à la dose de trois à six gouttes. Les autres huiles ne servent qu'à l'extérieur.

Cérat camphré.

(Pharm. militaire.)

Camphre. . . . . 1 partie.

Cérat de Galien 10
Broyez ensemble.

HUILE BEZOARDIQUE DE WEDEL.

(MANHEIM, 1764. BRUNSWICK, 1777. SPIELMANN, 1783.)

Camphre. . . . . 7 gr.
Huile d'amandes douces 60
Essence de Bergamote. 2

Colorez avec un peu d'orcanette. Préparation jadis célèbre dans les maladies inflammatoires et malignes.

INJECTION AURICULAIRE.

(RADIUS. PHOEBUS.)

Camphre. . . . . 4 gr.
Huile de Cajeput 7
Huile d'amandes 15

A injecter dans l'oreille, contre la dureté de l'ouïe.

LAVEMENT VERMIFUGE.

(ELLIS)

Camphre. . . . . 4 gr.
Huile d'olive 62

LINIMENT STIMULANT.

(PHOEBUS. AMMON)

Camphre . . . . 4 gr.
Huile de camomille 45
Huile de Cajeput. 4

Faites dissoudre.

ONGUENT CONTRE LES ENGELURES.

(MANHEIM, 1764. RADIUS. CADET DE GASSICOURT. SPIELMANN, 1783.)

Graisse de bœuf ou de chat sauvage . . . . . .
Axonge ou suif de cerf . . . . } ãã 15 gr.
Huile de laurier . . . .
Cire . . . .
Camphre 4

ONGUENT RÉFRIGÉRANT.

(PIERQUIN.)

Camphre. 1,27

6

Huile de nénuphar . . . . } āā 61
Huile d'œillette . . . . }

Semences de laitue . . . . } āā 3,80
Semences de pavot . . . . }

Semences d'herbe aux puces 7,60

Cérat . . . . Q. S.

POMMADE CAMPHRÉE.

(Taddei.)

Camphre. . . . . 28 gr.
Axonge. 283
Mêlez ensemble.

POMMADE CALMANTE.

(Pierquin.)

Camphre. 3,80

Romarin. . . . . }
Millepertuis. . . . . } āā 2,55
Santal rouge. . . . . }
— blanc. . . . . } āā 7,60
Iris. . . . . }
Semences d'agnus castus. 6

Huile de mastic . . . . }
Huile de lentisque. . . . . }
Huile de nénuphar. . . . . } āā 61
Huile de coing . . . . }
Cire . . . . Q. S.
En frictions contre le priapisme.

LINIMENT ÉTHÉRÉ.

(Saunders.)

Savon mou . . . . } āā 30 gr.
Alcool rectifié. . . . . }

Ajoutez à la solution :

Camphre. 15
dissous dans :

Éther sulfurique 30

POUDRE ANTIPUTRIDE.

(Reveil)

Quinquina rouge pulvérisé. . . . . } āā 40 gr.
Charbon végétal pulvérisé. . . . . }

Camphre 10

Réduisez le camphre en poudre au moyen de quelques gouttes d'éther ou d'alcool, et porphyrisez le tout. — Pour saupoudrez les plaies indolentes de mauvaise nature.

POUDRE DE CAMPHRE.

On verse de l'alcool sur le camphre de manière à l'en pénétrer, et on le pulvérise par trituration dans un mortier en marbre. L'alcool est nécessaire pour détruire une espèce d'élasticité que possède le camphre, qui rendrait la pulvérisation presque impossible.

M. Raspail, qui conseille la poudre de camphre en guise de tabac à priser contre la migraine, recommande de râper le camphre et de le passer au tamis, pour que la poudre n'ait pas l'odeur d'alcool.

EAU SÉDATIVE.

Ammoniaque liquide. . . . . 100 gr.
Eau distillée 900
Sel marin. 60
Alcool camphré 10

Dissolvez le sel dans l'eau à froid ; mélangez l'alcool camphré, puis l'ammoniaque, et agitez chaque fois qu'on en fera usage.

EMPLATRE CAMPHRÉ.

On introduit le camphre dans quelques compositions emplastiques. Il est bon de se rappeler qu'il agit sur les résines et qu'il les ramollit. Quand on introduit le camphre dans une préparation (cataplasme, onguent, emplâtre), il faut avoir le soin d'attendre qu'elle soit en partie refroidie pour éviter de le volatiliser.

ACTION DU CAMPHRE SUR LES RÉSINES.

Parmi les phénomènes curieux que nous offrent le camphre, en contact avec les autres corps, c'est son action sur diverses résines. M. Planche a étudié particulièrement cet ordre de faits ; nous citerons les observations de ce savant :

1° Certains mélanges prennent la consistance pilulaire et la conservent indéfiniment.

Sang-dragon. Résine de gayac.
Assa fœtida. Galbanum.

2° D'autres ayant d'abord la consistance pilulaire se ramollissent à l'air.

Benjoin.   Gomme ammoniaque.

Baume de Tolu.   Mastic.

3° D'autres ont une consistance demi-liquide constante.

Sagapenum.   Résine animée.

4° D'autres ont l'aspect pulvérulent un peu grumelé.

Oliban.   Euphorbe.   Myrrhe.

Opopanax.   Bdellium.   Succin.

Gomme gutte.

5° D'autres sont tout à fait pulvérulents.

Tacamahaca.   Sandaraque.

Résine de jalap.   Résine de quinquina.

6° Dans certains mélanges l'odeur du camphre disparait.

Assa fœtida.   Sagapenum.   Baume de Tolu.

Galbanum.   Résine animée.

7° Certains mélanges conservent faiblement l'odeur du camphre.

Sang-dragon.   Mastic.   Opopanax.   Résine de gayac.

Oliban.   Benjoin.   Tacamahaca.   Gomme ammoniaque.

8° Enfin beaucoup de résines exaltent l'odeur du camphre, ou la retiennent fortement.

Gomme gutte.   Myrrhe.   Résine de scammonée.

Euphorbe.   Résine de jalap.   —   de pin.

Bdellium.   Scammonée.   —   de quinquina.

Succin.   Sandaraque.   Colophane.

USAGES.

En raison de la propriété que possède le camphre de diminuer la consistance des résines, il est employé par les fabriquants de vernis pour faciliter la dissolution du copal et du caoutchouc dans l'alcool et la térébenthine.

Il entre dans la composition des feux d'artifice. Enfin il est regardé, à cause de son odeur forte, comme un préservatif des insectes.

FALSIFICATION.

M. Goris, pharmacien à Bruxelles, dit que l'on a falsifié le camphre avec du chlorhydrate d'ammoniaque; on reconnaît cette fraude en traitant par l'eau, qui dissout le sel ammoniac et laisse le camphre ; ou par l'alcool, qui alors dissout le camphre sans toucher au sel ammoniac. La solution aqueuse devra précipiter par le nitrate d'argent en blanc caillebotté, et en jaune clair par le bichlorure de platine.

D'après M. Chevallier, cette substance aurait été adultérée en y mêlant du camphre artificiel, dont nous parlerons plus bas. Ce savant chimiste nous donne le moyen de reconnaître cette fraude. Ce procédé consiste à chauffer le camphre mélangé; la chaleur déterminera, en même temps que la sublimation du camphre, un dégagement d'acide chlorhydrique qui se reconnaitra aux vapeurs blanches que laissera dégager un tube imprégné d'ammoniaque, et placé à l'orifice du ballon qui bouche le mélange. Suivant quelques auteurs, on l'aurait aussi mélangé avec de l'alun.

TOXICOLOGIE.

D'après M. Orfila, le camphre introduit dans l'estomac des chiens, à la dose de 8 à 10 grammes, détermine des accidents tels qu'ils sont toujours suivis de mort. Suivant ce savant, introduire dans les veines l'action de cette substance serait plus délétère.

Pris en trop grande quantité, le camphre devient un poison. Il provoque la sueur, son odeur ne se communique jamais à l'urine ; il peut causer une espèce d'ivresse, une sorte de délire.

D'après Hoffmann, un homme qui avait pris par mégarde 2 scrupules de camphre dissous dans de l'huile d'olive eut des vertiges, les extrémités se refroidirent, une grande anxiété et une sueur froide de la tête se manifestèrent, ainsi qu'un léger délire, accompagné de somnolence; le pouls fut plus accéléré, les urines étaient rouges.

En 1768 Alexander, médecin anglais, expérimenta le camphre sur lui; il prit 2gr de cette substance en une seule fois, il éprouva une certaine lassitude, des étourdissements, des suffocations ; ses idées perdaient leur lucidité, les objets lui paraissaient ondoyer et couverts d'un brouillard, les oreilles lui bourdonnaient, et bientôt il perdit connaissance. Il fut en proie à d'horribles convulsions suivies d'écume. MM. Culber et Mouro, qui furent appelés pour le soigner pendant cette crise, le traitèrent par les vomitifs.

Edwards parle d'un homme qui, ayant pris 2^{gr} de camphre en lavement, éprouva des symptômes analogues à ceux qui s'étaient manifestés chez Alexander.

Un jeune homme de vingt ans, jouissant d'une parfaite santé, mangea chez un droguiste environ deux drachmes de camphre. En rentrant chez lui il se plaignit d'un violent mal de tête, il se trouva dans un état de surexcitation qui allait jusqu'à la frénésie ; les conjonctives étaient injectées, la pupille peu dilatée, la respiration précipitée, laborieuse, exhalant une forte odeur de camphre ; sa face était pâle, égarée, il se sentait un fréquent besoin d'uriner et presque laborieux, ses urines avaient une odeur de camphre.

On lui fit prendre des opiacés et des vomitifs, ce traitement eut d'heureux résultats (*British American journal of Mea.*).

M. G. A..., médecin à l'hôpital Necker, constata dans son service un empoisonnement avec 4^{gr} de camphre pris en lavement ; la malade ne reprit connaissance qu'après six heures de convulsions.

M. Schaeffe rapporte qu'en 1850, la femme nommée Beyer, aubergiste à Neudorf, près de Strasbourg, fit prendre à ses deux garçons, l'un âgé de cinq et l'autre de trois ans, et à sa petite fille, âgée de dix-huit mois, une dose de camphre en poudre équivalente à 2^{gr}. à peu près ; elle donnait cette substance comme vermifuge chez les deux garçons, et pour combattre un dérangement intestinal chez la petite fille. Les deux garçons revinrent à la santé sous l'influence des potions opiacées, des lavements émollients, laxatifs, huileux, et enfin des vomitifs. La petite fille ne recouvra pas connaissance et mourut le soir dans une crise (*Gazette des hôpitaux*, 1850).

Il n'est pas besoin d'indiquer le traitement à suivre dans le cas d'un empoisonnement accidentel par le camphre. Les évacuants et les excitants qui ont été mis en usage sont les seuls moyens qui puissent réussir.

Le camphre introduit dans l'économie y pénètre rapidement et profondément. On peut le reconnaître d'abord à son odeur ; on peut ensuite l'isoler par la distillation en recueillant et condensant les vapeurs au moyen d'un tube partant de la cornue et plongeant dans l'alcool.

CAMPHRE ARTIFICIEL.

Nous ne terminerons pas cette monographie du camphre sans parler d'un corps qui partage avec lui une grande partie de ses propriétés : je veux parler du camphre artificiel. En faisant passer un courant de gaz d'acide chlorhydrique à travers l'essence de térébenthine, Kind a obtenu un camphre artificiel. Tromsdorff confirma ces résultats, qui portèrent M. Thénard à penser que le camphre n'est que la combinaison d'une huile essentielle avec un acide végétal. Pour le préparer, on fait passer un courant de gaz chlorhydrique à travers l'huile de térébenthine, qui devient d'abord jaune, puis passe au brun foncé, s'échauffe fortement, augmente de volume et se prend en masse cristalline. On met le tout sur un filtre pour enlever l'huile surabondante ; on sèche sur du papier brouillard, et on le fait sublimer avec du carbonate de potasse ou de la craie qui lui enlève son odeur d'essence de térébenthine.

Dans la réaction de l'acide chlorhydrique sur l'essence de térébenthine, Kind prétend que le carbone se porte et s'accumule dans la substance camphrée, opinion qui paraît être aussi adoptée par des chimistes français.

Gehlen soupçonne, au contraire, que c'est l'hydrogène qui domine dans ce camphre. Enfin M. Thénard a reconnu que dans ce camphre artificiel l'acide muriatique est tellement retenu que l'on ne peut en enlever qu'une très-petite partie par la potasse, la soude, etc., et que cet acide ne peut être mis complétement à nu qu'au moyen d'un tube rouge.

D'après M. Houton-Lablebardière, l'acide chlorhydrique se combine en deux proportions différentes avec l'essence de térébenthine, et la combinaison au minimum d'acide est solide et celle au maximum liquide à la température ordinaire. D'après lui, le camphre artificiel est seulement formé de charbon, d'hydrogène et d'acide muriatique.

Le camphre artificiel est une substance cristalline blanche, d'une odeur

un peu camphrée, inflammable, se dissolvant parfaitement dans l'huile d'a-
mandes douces, moins soluble dans l'alcool que le camphre.

L'acide nitrique le dissout à la longue, le mélange s'échauffe et il se dégage
du gaz nitreux. L'eau trouble cette dissolution sans précipiter de camphre.
Brandenbourg, Cluzel, Chomat et Boullay ont constaté ces expériences ; ils
ont observé que la liqueur surnageante donnait encore des cristaux par une
exposition dans la cave, et surtout à un froid artificiel de 8 à 10° au-dessous
de zéro.

A 30°, l'acide acétique qui dissout facilement le camphre naturel, n'agit
pas sur celui-ci. M. J.-W. Bouley donne le moyen suivant pour reconnaître
le camphre naturel du camphre artificiel. Si l'on place sur des lames de verre
des petits fragments de chacun de ces deux camphres et que l'on ajoute à
chacun d'eux une goutte d'alcool, ils se dissolvent et cristallisent promptement. Si l'on observe alors la cristallisation du camphre naturel au moyen
d'un microscope et de la lumière polarisée, on aperçoit un magnifique développement de cristaux colorés, tandis qu'avec le produit artificiel il ne se
forme rien de semblable.

Vu, bon à imprimer,

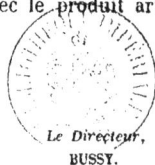

Le Directeur,
BUSSY.

Paris. — Imprimé par E. Thunot et Cᵉ, 26, rue Racine.